AF582290

N° 226.

DISSERTATION

SUR LA SUPPRESSION

DE L'EXHALATION CUTANÉE,

CONSIDÉRÉE COMME CAUSE DE MALADIES;

THÈSE

Présentée et soutenue à la Faculté de Médecine de Paris, le 17 novembre 1825, pour obtenir le grade de Docteur en médecine,

PAR JEAN-BAPTISTE-HENRI TRAYSSAC, de Toulouse,

Département de la Haute-Garonne.

> *Da veniam scriptis quorum non gloria nobis*
> *Causa, sed utilitas officiumque fuit.*
> OVID., *de Ponto*, lib. 3, epist 9.

A PARIS,

DE L'IMPRIMERIE DE DIDOT LE JEUNE,

Imprimeur de la Faculté de Médecine, rue des Maçons-Sorbonne, n.° 13.

1825.

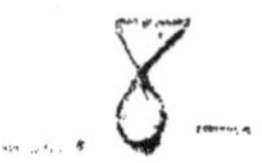

FACULTÉ DE MÉDECINE DE PARIS.

Professeurs.

MESSIEURS

LANDRÉ-BEAUVAIS, DOYEN.
ALIBERT, *Suppléant.*
BERTIN, *Président.*
BOUGON.
BOYER.
CAYOL.
CLARION.
CRUVEILHIER.
DENEUX.
DÉSORMEAUX.
DUMÉRIL.
DUPUYTREN.

MESSIEURS

FIZEAU.
FOUQUIER.
GUILBERT, *Examinateur.*
LAENNEC, *Examinateur.*
MARJOLIN.
ORFILA.
PELLETAN FILS.
RÉCAMIER.
RICHERAND.
ROUX, *Examinateur.*
ROYER-COLLARD.

Professeurs honoraires.

CHAUSSIER.
DE JUSSIEU.
DES GENETTES
DEYEUX.
DUBOIS
LALLEMENT.

LEROUX.
MOREAU.
PELLETAN.
PINEL.
VAUQUELIN.

Agrégés en exercice.

ADELON.
ALVERS.
BRESCHET.
CAPURON.
CHOMEL.
CLOQUET AÎNÉ.
COUTANCEAU.
DE LENS.
GAULTIER DE CLAUBRY.
GÉRARDIN.
GUERSENT.
JADIOUX, *Examinateur.*

KERGARADEC, *Examinateur.*
MAISONNABE, *Suppléant.*
MOREAU.
MURAT.
PARENT DU CHATELET.
PAVET DE COURTEILLE.
RATHEAU.
RICHARD.
RULLIER.
SÉGALAS.
SERRES.
THÉVENOT.

Par délibération du 9 décembre 1798, l'École a arrêté que les opinions émises dans les dissertations qui lui sont présentées, doivent être considérées comme propres à leurs auteurs, et qu'elle n'entend leur donner aucune approbation ni improbation.

A MON PÈRE,

Docteur en médecine de l'ancienne Faculté de Montpellier ; ancien Médecin de l'hôpital militaire de Toulouse ; Membre des Sociétés savantes de la même ville.

Au titre de père il voulut joindre celui d'instituteur et celui d'ami.

Que ne puis-je me rendre digne de tant de bienfaits !

J. B. H. TRAYSSAC.

DISSERTATION

SUR LA SUPPRESSION

DE L'EXHALATION CUTANÉE,

CONSIDÉRÉE COMME CAUSE DE MALADIES.

Sous le nom d'*exhalation cutanée*, on comprend la transpiration et la sueur, que les anciens croyaient formées par deux ordres distincts d'organes, et qui sont considérées aujourd'hui comme deux degrés d'une même fonction, et dont la différence consiste dans la plus ou moins grande quantité de calorique combiné avec le fluide exhalé. On a cru reconnaître dans la sueur moins d'acide carbonique et plus de sels que dans la transpiration dite *insensible*.

Les physiologistes et les pathologistes ont de tout temps fixé leur attention sur cette importante fonction, et tous les grands praticiens ont regardé sa suppression comme la cause d'un grand nombre de maladies. En parcourant les tables nosographiques, on peut aisément se convaincre de la réalité de ce fait, puisqu'il n'est presque aucune affection du domaine de la pathologie interne dont la suppression de la transpiration ne soit regardée, dans quelques circonstances, comme cause prédisposante ou efficiente. On sent dès-lors combien il est important de bien connaître cette fonction, les causes qui peuvent la supprimer, la manière d'agir de ces causes, l'emploi des moyens propres à prévenir cette suppression, et le traitement général des affections qu'elle peut déterminer ; c'est ce que nous allons essayer de faire dans autant de paragraphes.

On m'objectera sans doute que la suppression de la transpiration est souvent l'effet et non la cause des maladies, et que c'est au traitement de celles-ci qu'il faut s'attacher, et non à la suspension d'une fonction qui se rétablira dès qu'on en aura efficacement combattu les causes. Tout en reconnaissant cela, on ne peut, ce me semble, refuser d'admettre que, dans bien des cas, cette suppression ne soit la cause de la maladie. Je suppose, par exemple, un individu bien portant qui reçoit une pluie abondante sur son corps en sueur ; la fonction cutanée se trouve tout à coup suspendue ; il se déclare une péripneumonie, une péritonite, etc. : dans ce cas et nombre d'autres connus de tous les praticiens, la suppression de l'exhalation cutanée me paraît être la cause du développement de l'affection interne.

Dans l'état actuel de la science, n'aurait-on pas pu dire, *suppression de l'excitation cutanée*, au lieu de *suppression de la transpiration ?* et ce langage aurait-il été peut-être plus exact. Mais nous avons préféré conserver l'expression reçue de tous les pathologistes ; elle peint au moins le phénomène le plus apparent.

Anatomie de la peau.

La peau, *pellis*, *cutis*, *corium*, est cette membrane qui forme l'enveloppe extérieure du corps de l'homme et des animaux, et qui, diversement construite et remplissant un plus ou moins grand nombre de fonctions dans chacun d'eux, est chargée, chez l'homme, de deux fonctions bien importantes, le tact et la transpiration.

Cette membrane est composée de deux feuillets, le derme et l'épiderme. Depuis *Malpighi*, on considérait le derme comme formé de trois couches, le chorion, le corps papillaire et le corps muqueux. D'après M. *Gaultier*, le corps muqueux serait lui-même formé de quatre couches : la première est composée d'un lacis de vaisseaux artériels et veineux contournés sur eux-mêmes; la deuxième, plus extérieure, de couleur blanche, a reçu le nom d'*albide profonde;* la troisième, plus superficielle, est composée de vaisseaux comme la première; la quatrième enfin, la plus extérieure, est nommée *couche albide superficielle*, à cause de sa couleur et de sa situation. Mais M. *Chaussier* avoue que, quelque délicates qu'aient été ses dissections, jamais il n'a pu distinguer ces diverses couches. Ce derme lui a paru n'être qu'une seule et même trame, dont le fond était un tissu formé de fibres lamineuses diversement entrecroisées entre elles, à la surface de laquelle venait se terminer la dernière extrémité des nerfs et des vaisseaux exhalans et absorbans. Il n'est pas un point dans lequel il n'existe un absorbant, et où n'aboutissent un exhalant et la dernière ramification d'un nerf, puisqu'il n'en est pas un où la pointe la mieux acérée ne donne du sang et ne détermine de la douleur, et où en même temps l'absorption ne puisse se faire.

L'épiderme, qui est le second feuillet constituant de la peau, en est la partie la plus extérieure. C'est une membrane sèche, inorganique, dépouillée de vaisseaux et de nerfs, sans nutrition proprement dite, s'usant mécaniquement par le frottement, croissant et se reproduisant par une excrétion du derme, et faisant l'office d'un vernis sec qui empêche le contact des corps extérieurs sur les papilles du derme, et s'oppose un peu à l'absorption. Des vaisseaux exhalans et absorbans, des poils, un tissu lamineux très-fin, sont les moyens d'union de l'épiderme avec la couche dermoïde.

Des follicules sébacés, des poils entrent aussi dans la structure de la peau. Les follicules sébacés sont de petits organes sécréteurs, sous forme de vésicules membraneuses, situés dans l'épaisseur du derme, et séparant du sang un fluide huileux qui sert à lubrifier la peau, à entretenir la souplesse de cette membrane, et à la défendre contre l'impression des corps liquides. Les poils sont composés de deux parties; la première, ou le bulbe, est une espèce de capsule qui sécrète une matière cornée, ou le poil proprement dit. L'usage des poils paraît être de défendre la peau contre l'action des corps extérieurs ; cette faculté, qu'ils possèdent à un très-faible degré chez l'homme, rend nécessaire chez lui l'usage des vêtemens.

Ce serait ici le lieu d'exposer comment se forment ces vaisseaux qu'on a nommés *exhalans*. N'y aurait-il autre chose que les dernières ramifications des artères versant par leurs extrémités ou par leurs pores le fluide transpiratoire ? Ou bien existe-t-il quelque ordre particulier de vaisseaux chargés de verser sur l'épiderme les liquides qui s'y exhalent ? Malgré les progrès de l'anatomie, cette question est encore insoluble : heureusement elle est peu importante pour le pathologiste.

La couleur de la peau, qui varie suivant les différentes races d'hommes, n'est pas un effet de la chaleur et du climat, mais tient à une constitution organique et de structure propre à cette membrane : son siége est dans le corps muqueux.

Mais la peau présente des différences suivant les diverses parties de son étendue ; partout n'existe pas le même nombre de vaisseaux et de nerfs ; les follicules sébacés et les poils sont aussi plus abondans dans certains points que dans d'autres. On sait la très-grande différence qui existe entre la sensibilité du dos et celle de la paume de la main ; les vaisseaux exhalans et absorbans sont plus nombreux à la partie interne des membres qu'à l'externe ; la transpiration, plus abondante au front et sur le thorax, indique plus de vaisseaux excréteurs dans ces parties.

Physiologie de la peau.

Sous le rapport physiologique, la peau doit être considérée comme organe exhalant, comme organe sensible et constituant un sens particulier qu'on a nommé *toucher*; c'est, de plus, une voie d'absorption, faible à la vérité, mais qui est utile au médecin dans bien des cas ; une enveloppe protectrice, et peut-être aussi un organe supplémentaire du poumon, puisqu'il s'en dégage du gaz acide carbonique.

et qu'il paraît qu'elle absorbe certaines proportions d'oxygène. De toutes ces fonctions de la peau, nous ne parlerons ici que de l'exhalation ; tout détail sur les autres serait étranger à notre sujet.

La transpiration est une fonction dépuratrice, décomposante du corps, par laquelle certains organes extraient du sang un fluide particulier assez simple dans sa nature, et très-variable non-seulement suivant les sujets, mais encore chez le même individu. Mais comment se fait cette sécrétion? Y a-t-il, comme l'a avancé M. *Edwards*, deux actions, une physique, qui consisterait en une évaporation, et une vitale, qui serait une véritable exhalation excrémentitielle de la peau? Ou bien faut-il l'assimiler, d'après M. *Fontana*, à une transsudation semblable à celle qu'on remarque dans les corps physiques? Mais, pour que cette dernière opinion fût admissible, il faudrait que l'on eût trouvé les fluides exhalés tout formés dans le sang; et on n'a pu les y reconnaître que lorsqu'ils avaient été résorbés; il faudrait démontrer ensuite comment chaque organe sécrète un fluide particulier ; et je ne pense pas que cela soit possible sans admettre quelque chose de physiologique, d'organique dans cette fonction. Comment expliquerait-on sans cela les variétés du fluide exhalé, suivant l'état de santé ou de maladie de l'organe qui l'élabore? Et c'est ce qu'on a occasion de vérifier tous les jours. Nous admettrons donc ici, avec le plus grand nombre des physiologistes, quelque chose de vital, d'organique ; et nous dirons que le sang arrive dans les vaisseaux capillaires cutanés, où l'appelle une stimulation fixée sur cette membrane, subit un travail particulier, par lequel se forme un nouveau fluide qui n'existait pas auparavant dans l'économie, et qui est aussitôt rejeté hors du corps, soit par l'extrémité et les pores des vaisseaux capillaires cutanés, soit par les vaisseaux exhalans.

Nous pourrions rapporter ici les expériences faites par *Sanctorius*, *Keil*, *Linings*, *Gorter*, *Robinson*, *Dodart*, *Séguin*, *Lavoisier*, et plus récemment par MM. *Delaroche* et *Berger*, dont le but était de constater la quantité de fluide qui s'échappe en un temps donné par la transpiration, et ses rapports avec les autres excrétions de l'économie ; mais toutes ces expériences, curieuses pour le physiologiste, sont de peu d'importance pour le médecin : elles ont démontré de nouveau combien il est difficile de soumettre au calcul tout ce qui est sous l'empire des lois vitales ; c'est ce qui avait fait dire à *Bichat* qu'on ne pouvait pas plus déterminer la quantité de transpiration qu'on ne pourrait évaluer la quantité d'eau vaporisée à chaque heure sous l'influence d'un foyer dont on ferait à chaque instant varier l'énergie. On sait que cette excrétion est très-abondante, et qu'elle varie d'ailleurs beaucoup suivant les individus : les plus forts sont ceux qui transpirent ordinairement le plus ; l'enfance est l'âge où cette excrétion est la plus facile ; les femmes transpirent moins que les hommes ; les climats, les saisons, les habitudes y apportent aussi de grandes différences : tel individu a constamment la peau en moiteur, et tel autre ne peut transpirer dans une atmosphère très-chaude, et par un exercice forcé.

La sueur ne paraît être qu'une transpiration plus abondante, et que le calorique ne peut dissoudre en totalité. On a remarqué qu'elle contenait une moins grande quantité d'acide carbonique, et plus de sels que cette dernière ; et que, n'étant pas une excrétion primitivement décomposante, elle pouvait être supprimée sans entraîner les mêmes dangers. Sa production indique une surexcitation dans l'économie, et dans la peau en particulier.

Les usages de la transpiration sont d'être un émonctoire de l'économie, de servir à la décomposition du corps, et d'être liée par conséquent avec la sécrétion urinaire : elle sert à entretenir la souplesse de la peau, et est, d'après les physiologistes, le moyen le plus puissant de réfrigération, et celui que la nature emploie pour maintenir notre corps dans une température toujours à peu près constante.

Les sympathies, ces connexions qui existent entre nos organes pour la perfection de notre machine, et qui sont une grande cause de l'entretien et de la propagation des maladies, sont très-marquées entre la peau et les autres tissus de l'économie. Comme organe sensible, elle correspond à tous ceux doués de la même faculté; comme organe exhalant, elle se trouve en rapport d'action avec les autres excrétions, et principalement avec quelques-unes d'entre elles. La sécrétion urinaire doit être mise au premier rang; on sait que plus on perd par la peau, moins les urines sont abondantes, et *vice versâ*; que, lorsque l'exhalation cutanée diminue, le rein redouble d'action et la remplace. Vient ensuite la muqueuse pulmonaire : la perspiration de cette membrane redouble pendant les saisons froides, temps où celle de la peau est beaucoup moindre; la muqueuse intestinale est aussi en rapport d'action avec la membrane tégumentaire externe; rien de plus fréquent qu'une légère diarrhée lorsque la transpiration est trop brusquement suspendue. On voit que cette liaison entre les deux membranes tégumentaires n'avait pas échappé au génie observateur d'*Hippocrate*, qui a dit : *Cutis rara alvi densitas, cutis densa alvi raritas*; la peau est liée enfin avec tous les organes de l'économie; mais il n'y a que ceux qui remplissent des fonctions excrétoires, et qui versent au-dehors le produit de leur élaboration qui puissent devenir supplémentaires de sa fonction exhalante. Dans l'état de maladie, ces sympathies sont encore plus prononcées; on sait combien l'examen de l'état de la peau est utile au médecin pour connaître celui des viscères.

Pathologie.

La continuité dans la fonction transpiratoire de la peau est commandée par la nature. Faut-il s'étonner dès-lors que, dans les variations qui surviennent continuellement, on trouve si souvent des causes de maladies? On peut, je crois, considérer la suppression de l'exhalation cutanée tantôt comme cause prédisposante, et tantôt comme cause efficiente de maladie. Elle sera cause prédisposante chez un individu dont la peau ne fait pas habituellement ses fonctions, qui habite un lieu bas, humide, soustrait à l'influence bienfaisante du soleil, et qui reste dans une immobilité presque complète, comme l'exigent plusieurs professions. Une nouvelle cause est nécessaire dans ce cas pour qu'il se développe une maladie ; mais elle n'aura besoin d'agir que faiblement, à cause de la prédisposition qui existe déjà. La suppression de l'excrétion cutanée est cause efficiente de maladie lorsqu'elle est brusque, très-considérable, surtout si l'individu est d'une constitution débile, s'il est faible, très-susceptible. Mais, il faut l'avouer, il est souvent fort difficile de dire si telle cause a été prédisposante ou efficiente, puisqu'il est très-commun d'en voir un grand nombre se réunir pour produire une maladie. Il serait cependant intéressant de pouvoir toujours déterminer la cause d'une lésion quelconque ; le médecin agirait alors avec plus d'assurance, et son traitement serait plus rationnel. Il n'est pas besoin de citer des faits pour démontrer qu'il est du devoir du médecin de s'assurer avant d'agir de la cause du mal ; cet axiome *sublatâ causâ, tollitur effectus*, quoique non applicable à toutes les maladies, ne doit jamais sortir de sa mémoire.

En recherchant quelles sont les causes de la suppression de la transpiration, on trouve que les plus fréquentes sont, les vicissitudes atmosphériques, les changemens brusques de la température, les saisons froides et humides succédant à celles qui sont chaudes et sèches, l'exposition à un vent froid, à un courant d'air lorsque le corps est en sueur. Viennent ensuite l'usage d'habits trop légers, substitués brusquement à des vêtemens chauds ; personne n'ignore combien les modes produisent de maux par le changement subit de costume, malgré la rigueur des saisons ; une pluie abondante ou l'immersion du corps dans l'eau, les boissons froides, le repos à l'air libre après un violent exercice, toutes les professions qui exigent des changemens brusques dans la température. Les passions peuvent aussi la supprimer en produisant un spasme sur les capillaires cutanés. Toutes les irritations internes, sur quelque point qu'elles soient fixées, peuvent aussi la suspendre. Une autre sécrétion, augmentée des épanchemens séreux, produira le même effet ; enfin tout ce qui tend à détourner l'irritation de la peau, ou à l'exalter à un degré supérieur à celui qui convient pour l'exhalation. Quelques transpirations partielles supprimées trop brusquement peuvent aussi produire des maladies ; telles sont celle des pieds, celle de la tête, que peuvent supprimer une foule de causes. Toutes ces causes produiront d'autant plus facilement l'effet dont nous nous occupons que l'individu sera plus foible, l'organe cutané plus susceptible, et qu'il existera déjà dans l'économie des points plus disposés à être affectés. La suppression est-elle subite, elle engendrera des maladies aiguës ; s'il y a un défaut habituel de transpiration, différentes affections chroniques en seront le résultat.

Théorie.

Cherchons ici à soulever un coin du voile mystérieux de la nature, et examinons, autant qu'il est permis de le faire, ce qui arrive lorsqu'une des causes que nous avons énumérées vient à suspendre la transpiration et produire une affection quelconque. On ne peut plus admettre, avec les anciens, qu'après une suppression de l'exhalation cutanée, c'est ce fluide en nature qui se porte sur les organes et les irrite par ses qualités acrimonieuses ; les propriétés vitales étaient alors peu connues des physiologistes et des médecins. Cette manière de voir paraissait d'autant plus conforme à la vérité que, s'il s'établissait une évacuation supplémentaire, il n'y avait pas ou très-peu d'accidens, et qu'ils ne manquaient pas de se développer lorsqu'aucune excrétion n'avait lieu. Ceci prouve seulement qu'une évacuation quelconque peut remplacer celle de la peau, et prévenir, dans beaucoup de cas, les phénomènes morbides. D'ailleurs, sans admettre l'opinion de nos prédécesseurs, je ne la rejette pas entièrement, et je pense qu'un fluide essentiellement excrémentitiel ne peut être retenu dans l'économie sans déterminer des accidens, sans aggraver les symptômes.

Le froid, ou toute autre cause qui supprime la transpiration, produit un resserrement cutané ; le sang contenu dans les capillaires extérieurs se porte où l'appelle une stimulation plus grande ; la transpiration est supprimée. Mais la nature, qui veille à la conservation de l'individu, et qui tend (comme on a dit) à la longévité, cherchant une autre voie de dépuration, les organes supplémentaires de la peau sont les parties sur lesquelles se fixent les propriétés vitales, où aborde le sang, et l'évacuation cutanée est remplacée. Mais la stimulation dépasse-t-elle certaines bornes dans ces points, ou se dirige-t-elle sur d'autres organes, il se développe des phénomènes pathologiques, et diverses maladies dont nous énumérerons les principales.

Mais, avant de passer outre, demandons-nous ce qu'on entend par les mots *irritation, stimulation sympathiques*, qui servent à tout expliquer dans les théories actuelles de la plupart des maladies. On suppose que cette stimulation préexiste à l'abord des fluides, et on la compare à une épine enfoncée dans les chairs. Nous voyons, il est vrai, dans l'un et l'autre cas, l'appel des liquides dans le point stimulé; il devient centre de fluxion, foyer d'attraction; mais toutes les fois que la cause de cette stimulation n'est pas physique, elle nous échappe, et n'est apercevable que par ses effets. Cette nouvelle théorie, dans laquelle on fait jouer un si grand rôle à une chose souvent inconnue, vaut-elle mieux que celle des anciens? Je pense qu'elle est préférable sous le rapport du traitement, en ce que le médecin, voyant pour cause première du désordre un changement dans la sensibilité organique, ne dirige pas tous ses efforts, et indistinctement à toutes les époques de la maladie, vers le rétablissement de la fonction qui a été supprimée.

L'excitation se fixe-t-elle sur les organes supplémentaires de la peau, l'évacuation se trouve remplacée jusqu'à ce qu'elle se rétablisse; tout reste alors dans l'ordre physiologique, on ne remarque pas de trouble. Mais l'excitation est-elle trop forte sur ces mêmes organes, ou se porte-t-elle sur les muscles, le tissu fibreux, les membranes séreuses, les organes parenchymateux autres que le rein, il survient des phénomènes pathologiques qui varient suivant la partie affectée. Enumérons les maladies principales qui peuvent alors se manifester, et dans l'ordre qui nous paraît être, en général, celui de leur plus grande fréquence.

Les catarrhes, ou phlegmasies des membranes muqueuses, doivent, je crois, occuper le premier rang. Le coryza, les angines, la bronchite, sont des irritations si communes aux premiers froids de l'automne, qu'il est des individus qui ne manquent jamais d'éprouver quelqu'une de ces incommodités. La diarrhée, la dysenterie, les catarrhes vésical et utérin se remarquent aussi assez fréquemment : les femmes, les enfans, les tempéramens lymphatiques y sont les plus exposés ; les climats et les saisons froides y disposent éminemment.

Les rhumatismes musculaire et fibreux viennent en seconde ligne. Rien de plus fréquent chez certaines personnes que ces affections aux moindres suspensions de la transpiration. C'est surtout sur l'habitant des campagnes qu'on a occasion de voir ces affections après un sommeil pris sur un terrain humide à la suite du travail, ou par l'exposition à un vent froid; mais, chez ces hommes robustes, elles se dissipent ordinairement avec facilité et par les seuls efforts de la nature. La goutte doit suivre le rhumatisme ; elle est plus commune chez les gens riches, vivant dans l'oisiveté, et usant d'une alimentation riche en principes nutritifs, et de boissons fermentées.

Nous placerons en troisième lieu les maladies des séreuses : la pleurésie, la péritonite, et plus rarement l'arachnitis ; les hydropisies qui dépendent de quelque affection de ces membranes paraîtraient, dans ce cas, tout-à-fait supplémentaires de l'exhalation cutanée ; mais le liquide exhalé, ne trouvant pas d'issue pour s'échapper, s'accumule dans ces cavités, y détermine des accidens variés, et fait trop souvent le désespoir des médecins par sa résistance aux traitemens les mieux dirigés.

Les parenchymes eux-mêmes sont quelquefois affectés après la suppression de la transpiration ; le poumon est même une des parties les plus fréquemment atteintes dans ces cas. Je soupçonne que la maladie doit commencer ici par la membrane muqueuse, et qu'elle n'affecte le poumon que secondairement, mais souvent avec une telle rapidité, que la pneumonie paraît primitive. Les oreillons, la néphrite, l'hépatite, se remarquent aussi quelquefois, mais plus rarement.

Les différens ordres de fièvres peuvent aussi se développer. Chez un individu fort, robuste, pléthorique, ce sera une fièvre inflammatoire; chez un lymphatique, surtout s'il use d'une mauvaise alimentation, et qu'il habite un lieu bas et humide, il surviendra plutôt une fièvre muqueuse; la bilieuse sera plus fréquente chez celui qui a une prédominance de l'appareil hépatique, et qui habite un pays chaud; l'ataxique sera plus commune chez celui où prédomine le système nerveux, chez la femme, l'enfant, l'homme de lettres; la fièvre adynamique surviendra chez un individu affaibli avant la maladie ou par le traitement.

Certaines hémorrhagies reconnaissent pour cause un refroidissement subit de la peau, et une suspension de la transpiration; nous citerons l'hémoptysie et l'hématémèse; mais il faut une prédisposition.

Un assez grand nombre de névroses, parmi lesquelles nous ferons remarquer les névralgies, le tétanos, peuvent reconnaître la même cause; il en est de même de quelques lésions organiques, telles que le scorbut, dont la cause la plus active peut-être réside dans l'humidité froide de l'atmosphère; certaines gangrènes, l'endurcissement du tissu cellulaire chez les nouveau-nés.

Enfin combien de maladies chroniques peuvent être déterminées et entretenues par la cause qui nous occupe! Plusieurs affections de la peau tiennent à un défaut de propreté, et par suite à un défaut d'exhalation; les scrophules et les nombreuses lésions qui en sont les suites, telles que le rachitis, le carreau, etc., ont en grande partie la même origine. La phthisie pulmonaire, cette affection si commune dans les grandes villes, où une partie de la classe ouvrière habite des lieux si peu salubres, doit une partie de son développement à un défaut habituel de transpiration ; aussi les bons praticiens ne manquent jamais de prescrire un gilet de laine sur la peau dans le traitement de cette maladie ; et ce moyen est quelquefois très-efficace. Toutes les maladies dont nous avons parlé plus haut peuvent passer à l'état chronique, et être entretenues par l'action continuelle du froid sur l'organe cutané. On conçoit d'ailleurs que toutes ces affections seront quelquefois très-développées, d'autres fois peu prononcées, ou comme latentes, et avec toutes les modifications que peuvent offrir l'âge, le sexe, le tempérament, la constitution individuelle, les professions, le climat, les saisons, les maladies antécédentes, etc., etc.; elles seront d'autant plus difficiles à guérir qu'elles dateront de plus loin, et ne seront susceptibles que d'être palliées lorsqu'il sera survenu des désorganisations profondes, des transformations de tissus.

Décrire les symptômes de ces lésions diverses serait faire un traité presque complet de nosographie; aussi nous abstiendrons-nous d'en parler, ainsi que de leurs terminaisons. Disons un mot de leur prognostic en général.

Il variera suivant l'espèce de lésion, sa violence, l'organe et la partie d'organe affectée, l'ancienneté de la maladie, son état de simplicité ou de complication, la constitution du sujet, et suivant que la maladie se sera développée sur un organe sain ou atteint d'affection chronique; le moral de l'individu, la manière franche ou insidieuse dont le mal débute, doivent aussi faire varier le prognostic. On tiendra compte des traitemens déjà employés.

Si l'organe affecté est très-important à la vie, et que ses fonctions ne puissent être suspendues sans la compromettre, on devra craindre une terminaison fâcheuse ; car la résolution est très-difficile sur un organe qui ne peut se reposer lorsqu'il est malade. C'est ce qui a lieu pour le cœur, le poumon, le cerveau et le tube digestif, lorsque les malades ne veulent pas se soumettre à la diète qui leur est prescrite.

Lorsque l'irritation est fixée sur un organe supplémentaire de la peau, et lié à elle par de nombreuses sympathies, le prognostic est moins grave, parce qu'on peut espérer de la faire avorter en rappelant l'excitation vers la peau; c'est ce qui a lieu pour les catarrhes, pourvu qu'on les attaque dès leur début.

Les rhumatismes se terminent ordinairement d'une manière heureuse, à moins d'une grande intensité; ce qu'il y a à craindre, ce sont les déplacemens de cette irritation, qui se porte assez fréquemment sur les viscères.

Le prognostic sera moins favorable lorsqu'il s'agira d'une affection des membranes séreuses; on la voit très-souvent se propager aux organes qu'elles enveloppent, et des épanchemens, des phlegmasies chroniques se développer à sa suite. Leurs phlegmasies aiguës marchent d'ailleurs avec une étonnante rapidité.

Le prognostic est, en général, grave lorsque les organes parenchymateux sont atteints; d'ailleurs il variera suivant l'organe affecté. Quelle immense différence n'existe pas, par exemple, entre une cardite, une péripneumonie et une glossite, l'oreillon, etc. !

Si l'affection est primitivement chronique, ou qu'elle ait passé à cet état, le prognostic sera plus fâcheux; la difficulté qu'on éprouve à en obtenir la résolution est connue de tous les praticiens; elle est d'autant plus longue qu'on a toujours à vaincre la répugnance du malade à se soumettre à une diète plus ou moins sévère, à un traitement et à un régime long-temps continués. S'il existe des désorganisations, le prognostic est des plus graves. Le médecin ne peut, en effet, rétablir l'organe détruit; il lui est tout au plus permis de pallier le mal, de suspendre les progrès de la destruction. La plupart des maladies qui auraient facilement cédé dès leur origine finissent par devenir rebelles à tous les moyens, et semblent s'identifier avec l'économie.

Traitement général.

Les maladies tirent presque toujours leur origine de quelque infraction aux lois de l'hygiène ; on conçoit dès-lors que la première chose à faire dans leur traitement est de suivre les règles qu'elle prescrit ; ce moyen suffit même dans quelques cas, il favorise toujours les autres médications. Le premier soin, dans la cure des maladies dont nous connaissons ici la cause, doit être de rétablir la transpiration ; mais il ne faut chercher à la rappeler que lorqu'on trouvera au moins deux conditions; premièrement que l'affection soit peu intense, deuxièmement qu'elle soit récente. Sans ces conditions, le traitement perturbateur serait plus nuisible qu'avantageux ; il aggraverait le mal, et ferait perdre un temps précieux, que le médecin doit employer à un autre genre de médication. Mais supposons que ces conditions se rencontrent, par quels moyens faut-il chercher à rétablir la fonction supprimée? Les plus doux sont toujours ceux qui conviennent le mieux. Le malade sera placé dans un lit chaud, et suffisamment couvert; on lui prescrira des boissons chaudes et légèrement excitantes; les diaphorétiques émolliens sont ceux qui méritent la preférence : un bain assez chaud pris avec précaution, des frictions sèches ou aromatiques, des fumigations un peu excitantes, conviennent aussi pour remplir la même indication ; on couvrira la peau de laine ; enfin tous les moyens propres à rétablir la fonction dépuratrice de la peau, sans exciter l'organe malade, devront être mis en usage. Mais si les premiers essais sont infructueux, si on s'aperçoit surtout que le mal s'aggrave, il faut suspendre aussitôt ce genre de traitement, et recourir à celui qu'on a nommé *rationnel* : ce dernier doit être le premier mis en usage lorsque l'affection est intense, qu'elle date déjà de quelques jours, et que l'organe qui est atteint est très-important à la vie. Ce traitement devra varier suivant la constitution du malade, son âge, l'intensité et le siége du mal, son ancienneté et ses complications. Des saignées générales et locales seront utiles si le sujet est fort, pléthorique, et que la lésion soit considérable; la saignée générale convient plus particulièrement dans l'inflammation des parenchymes; la saignée locale est plus avantageuse, en général, dans celle des membranes. On secondera ce moyen du repos absolu, d'une diète sévère et de l'usage des boissons délayantes, mucilagineuses, gélatineuses, acidulées; les mucilagineux en lavemens, en cataplasmes, en fomentations, peuvent aussi convenir dans quelques cas. On s'abstiendrait des émissions sanguines, si la maladie marchait avec régularité et que les symptômes fussent modérés; on se contenterait alors des autres moyens aidés de tous les soins hygiéniques. Des sédatifs, tels que l'eau froide, la glace, peuvent convenir dans quelques cas, de même que l'opium; mais ces moyens demandent beaucoup de circonspection dans leur emploi. Des complications peuvent exiger l'usage de toniques, d'excitans, d'antispasmodiques; nous n'entrerons pas dans ces détails, qui nous éloigneraient trop de notre sujet. Plus tard, lorsque cette affection tendra à se résoudre, et que la réaction vasculaire sera tombée, on pourra, si l'exhalation cutanée ne se rétablit pas, la favoriser, mais par des moyens très-doux, crainte de rappeler le premier point d'irritation.

Le mal fait-il des progrès malgré l'emploi des moyens que nous avons indiqués, il faut encore y insister, et redoubler d'attention pour tâcher de découvrir la cause qui l'entretient et qui l'exaspère. Si après avoir un peu diminué il reste stationnaire, et que les symptômes qui annonçaient une vive irritation soient tombés, on doit recourir aux révulsifs appliqués sur la peau, sur le tube digestif ou les organes sécréteurs; sur la peau, on emploie les sinapismes, les vésicatoires, les ventouses, les frictions, les bains de vapeur, etc., suivant les cas; sur le tube digestif, les émétiques et les purgatifs plus ou moins violens, mais ils demandent à être maniés par une main habile; enfin des diurétiques, des expectorans, et autres excitans des organes sécréteurs. Mais s'il est important de savoir agir quand les indications se présentent, il est bien plus important de savoir s'arrêter à propos, et de ne pas tourmenter les malades par des médications intempestives.

Il est une époque des maladies où des toniques, de légers excitans sont utiles : cela est reconnu de tous les bons praticiens. Cette indication se présente surtout vers la fin des catarrhes, et même quelquefois dès leur commencement chez les vieillards ; mais ils ne sont vraiment très-utiles que lorsqu'on ne les met pas en contact immédiat avec le tissu malade.

Le traitement devra varier aussi suivant le tissu affecté. Dans les catarrhes on comptera davantage sur la stimulation de la peau, avec laquelle les membranes muqueuses sont étroitement liées. La nature fait souvent tous les frais du traitement, il ne s'agit que de ne pas la contrarier; dans l'affection des séreuses, il faut une médecine plus active. On sait avec quelle rapidité les organes voisins se prennent, et combien il est important de prévenir les épanchemens qui sont si fréquens. Les rhumatismes demandent à peu près le même traitement que les catarrhes; s'ils se déplacent facilement et se portent sur les organes intérieurs, on emploie des irritans pour les rappeler sur les points primitivement affectés. Les parenchymes sont-ils atteints, le traitement doit être actif; ici tout délai, tout retard est nuisible, parce que la désorganisation est prompte.

C'est dans le traitement des affections chroniques qu'il faut ce qu'on appelle *le tact médical et une expérience éclairée ;* de même qu'une grande constance de la part du malade, qui trop souvent, rebuté par la longueur du traitement, va de médecin en médecin jusqu'à ce qu'enfin il se livre aux charlatans, qui achèvent de ruiner sa santé, et le conduisent plus ou moins promptement au tombeau.

Les moyens diététiques, tous les soins hygiéniques sont ici de la plus haute importance ; un air pur dans un lieu bien exposé, des vêtemens chauds et secs, l'usage de la laine sur la peau, si cet organe est très-susceptible, très-impressionnable ; une nourriture d'une facile digestion et proportionnée aux forces du malade, ainsi qu'au degré du mal ; un exercice modéré à l'air libre, des promenades agréables, des idées riantes, le calme de toutes les passions, etc., etc., voilà en général ce qui convient ; on y joindra différens autres moyens suivant l'exigence des cas. Il survient quelquefois des exacerbations qui exigent un traitement approchant de celui de l'état aigu ; la nature, dans cette seconde nuance, n'est plus aussi forte ; elle a presque toujours besoin d'être aidée. Les adoucissans long-temps continués sont souvent utiles, mais doivent être combinés, dans la plupart des cas, avec des toniques, des excitans. Lorsque les sudorifiques sont indiqués, ils doivent être plus actifs que dans l'état aigu ; on n'a plus autant à craindre une réaction dangereuse. Les exutoires qui agissent profondément et d'une manière durable, tels que le cautère, le moxa, le séton, tous les révulsifs, peuvent convenir à ce degré de la maladie ; il faut en continuer long-temps l'usage, et les varier assez pour prévenir les effets de l'habitude. Que de modifications n'exige pas d'ailleurs ce traitement! Mais il ne nous est pas permis de les aborder.

Moyens prophylactiques.

La peau étant un des organes dont l'intégrité des fonctions importe le plus au maintien de la santé, et l'exhalation étant une de ses fonctions, l'hygiène, qui a pour objet la conservation de la santé, doit s'occuper d'une manière spéciale de la transpiration ; elle doit donner des régles pour prévenir les troubles et les altérations énoncées dans un des chapitres précédens : ces règles sont relatives aux différentes choses composant la matière de l'hygiène qui influencent plus ou moins l'évacuation qui nous occupe.

L'hygiène prescrit de s'habituer aux influences atmosphériques, ou de s'y soustraire. Le premier moyen est, sans contredit, le meilleur ; mais il n'est pas donné à tous les individus de braver ces influences. Les personnes fortes s'habitueront facilement aux changemens les plus brusques de la température ; mais celles qui ont une peau très-susceptible ou quelque organe faible, et s'affectant facilement, ne doivent s'y exposer qu'avec précaution, et redouter un air froid quand elles sortent d'un lieu échauffé ou qu'elles sont en sueur.

Les vêtemens doivent varier suivant les saisons. Que l'homme fort porte l'hiver des habits d'été, d'après le précepte de *J. J. Rousseau;* les personnes faibles devront, au contraire, suivre l'avis de *Tissot*, qui est de prendre de bonne heure et de quitter le plus tard possible des vêtemens assez chauds pour conserver le calorique et préserver de l'humidité; elles doivent s'astreindre aux règles de l'hygiène, et porter des habits qui ne permettent pas une suppression de la transpiration et ne soient pas non plus propres à provoquer d'abondantes exhalations, qui nuisent également à la santé. Les vêtemens de laine appliqués sur la peau ne conviennent, à cause de cela, que dans certains cas de maladie. Le gilet de laine agit comme révulsif, et produit l'effet d'un vésicatoire, d'un cautère. L'état d'excitation qu'il entretient du côté de la peau n'est pas naturel, et devient plutôt nuisible qu'utile aux personnes qui jouissent d'une bonne santé, en leur donnant une susceptibilité plus grande. Pour les personnes faibles et maladives, et celles dont la transpiration est trop facilement arrêtée, c'est un inconvénient par lequel elles rachètent de grands avantages.

Les bains pris de temps en temps sont très-utiles ; ils nettoient la peau, ouvrent l'orifice des vaisseaux exhalans, et sont très-propres, s'ils sont pris chauds, à provoquer la fonction qui nous occupe.

Les alimens pris à des températures extrêmes sont également nuisibles. Les boissons froides, surtout si le corps est en sueur, suppriment souvent l'exhalation cutanée, et l'on sait les dangers qui en sont les suites ; les boissons trop chaudes et les alimens excitans provoquent la sueur, qui n'est jamais avantageuse après le repas.

Les autres évacuations, surtout celles qui ont le plus de liaison avec la transpiration, ne doivent pas être troublées inconsidérément : leur trouble entraîne celui de cette dernière.

Les exercices ne doivent pas être portés jusqu'à augmenter trop fortement la transpiration ; on doit surtout éviter tout ce qui peut en rendre la diminution subite.

On devra éviter aussi les violentes affections de l'âme, qui sont toujours nuisibles à la fonction qui nous occupe, qu'elles augmentent ou suppriment quelquefois tout à coup ; la joie les distractions agréables sont un moyen très-utile pour favoriser cette évacuation.

Mais, je le répète, l'homme robuste qui a reçu de la nature une bonne constitution, qu'il n'a pas altérée par les excès, et dont tous les organes sont dans un parfait équilibre, ne doit s'astreindre à aucune de ses règles ; elles sont faites pour les personnes faibles, délicates, susceptibles : celles-ci ne peuvent les suivre trop scrupuleusement.

HIPPOCRATIS APHORISMI.

I.

Quâ corporis parte sudor est, ibi morbum esse significat. *Sect.* 4, *aph.* 38.

II.

Febricitante sudor superveniens, febri non deficiente, malum; prorogatur enim morbus, et multam humiditatem significat. *Ibid.*, *aph.* 56.

III.

Tempestatum anni mutationes potissimùm pariunt morbos, et in ipsis anni tempestatibus magnæ mutationes aut frigoris aut caloris, aliæque pro ratione ad hunc modum. *Sect.* 3, *aph.* 1.

IV.

Frigidi sudores cum febre quidem acutâ, mortem; cum mitiore verò, morbi longitudinem significant. *Sect.* 4, *aph.* 37.

V.

Si leucophlegmatiâ detento fortis diarrhæa supervenerit, morbum solvit. *Sect.* 7, *aph.* 29.

VI.

Morbi omnes solvuntur aut per os, aut per alvum, aut vesicam, aut alium quemdam ejusmodi articulum; sudor verò omnibus communis est. *Lib. de acutis.*

VII.

Medicus curandi rationem optimè molietur, si ex præsentibus affectionibus futuras prænoverit. *Prænot.* 1.

www.ingramcontent.com/pod-product-compliance
Lightning Source LLC
LaVergne TN
LVHW050508160826
845677LV00003B/1003

* 9 7 8 2 3 2 9 6 3 2 8 6 5 *